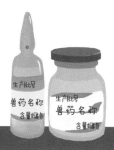

兽药

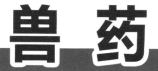

真伪识别和安全使用手册

第二版

中国兽医药品监察所　编

U0239179

中国农业出版社

北　京

编 写 人 员

主　编　刘业兵　郭　晔　顾进华
编　者　刘业兵　郭　晔　顾进华　张广川
　　　　　李　倩　王　彬　王　甲　郭　辉
　　　　　王　娟
审　稿　李　明　高　光
绘　图　于　童

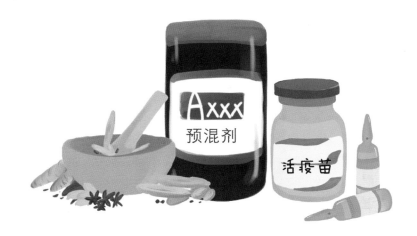

第二版前言 Foreword

　　本书自2016年第一次出版以来，发行2万余册，深受广大畜牧养殖户和养殖相关从业人员的欢迎。兽药在养殖业中发挥着越来越重要的作用，其质量的好坏直接影响到动物疫病防控效果与养殖业健康发展，而不合理使用兽药还会造成动物源性食品中兽药残留和产生细菌耐药性，对公共卫生和消费者健康造成威胁。为进一步提升使用兽药的安全意识和辨别能力，编写组对《兽药真伪识别和安全使用手册》第一版进行了修订、再版。

　　本版在第一版基础上，收集近三年我国关于兽药管理和使用的新要求、新知识、新技术和新理念，对部分章节的内容进行了增加或修改，力求用通俗易懂的形式，宣传、普及兽药真伪识别和安全使用知识，更好满足广大畜牧养殖户和畜牧业发展的需要。

　　由于编者水平和能力所限，本书还可能存在一些缺点和不足，恳请广大读者批评指正。

编　者
2019年3月

第一版前言 Foreword

　　兽药是用于预防、治疗、诊断动物疾病或者有目的地调节动物生理机能的物质。

　　在农业生产中，兽药是不可或缺的重要投入品，兽药的真伪、优劣和是否安全使用，直接影响着动物疫病防控、动物产品安全和人类健康。

　　为了普及兽药识假、辨假常识，宣传安全使用兽药的知识，指导基层养殖场（户）严格遵守兽药休药期等科学、合理使用兽药的规定，我们编写了这本《兽药真伪识别和安全使用手册》科普图册。

　　希望本手册在提高农民群众质量意识和维权能力，维护兽药市场秩序，促进优质、放心兽药进村入户，保障农产品质量安全等方面也能发挥积极作用。

编　者
2016年7月21日

目 录 CONTENTS

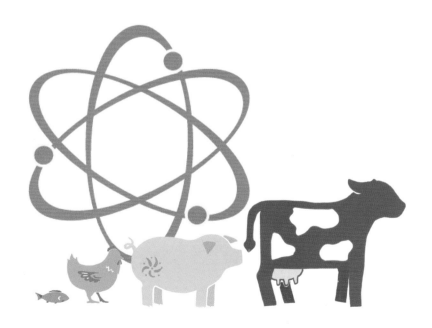

一、兽药基本知识

（一）兽药的定义

兽药，是指用于预防、治疗、诊断动物疾病或者有目的地调节动物生理机能的物质（含药物饲料添加剂）。

（二）兽药的分类

生物制品：血清制品、疫苗、诊断制品、微生态制品等。

中药：中药材、中成药等。

化学药品：化学药品、抗生素、生化药品、放射性药品等。

其他：外用杀虫剂、消毒剂等。

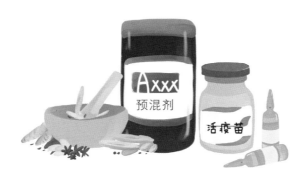

（三）兽药剂型种类

为适应临床和贮存、运输需要，将药物按不同给药形式加工制备成液体、半固体和固体不同形态的兽药制剂。

（1）固体剂型分为：粉剂、散剂、预混剂、片剂、颗粒剂、胶囊剂、丸剂、注射用粉、冻干粉针、锭剂。

（2）液体剂型分为：溶液剂、注射剂、灌注剂、注入剂、合剂、煎剂、流浸膏、搽剂、酊剂、气雾剂等。

（3）半固体剂型分为：舔剂、软膏剂、乳膏剂、糊剂等。

（四）处方药与非处方药

兽用处方药，是指凭兽医处方方可购买和使用的兽药。第一批兽用处方药有9类227个品种。国家建立处方药管理制度，是减少兽药滥用，促进合理用药，提高动物源性产品质量安全的有效措施。

兽用非处方药，是指由国务院兽医行政管理部门公布的、不需要凭兽医处方就可以自行购买并按照说明书使用的兽药。兽用非处方药应按照兽药标签和说明书载明的适用范围、使用剂量正确使用，若超剂量、超范围使用同样会带来安全风险。

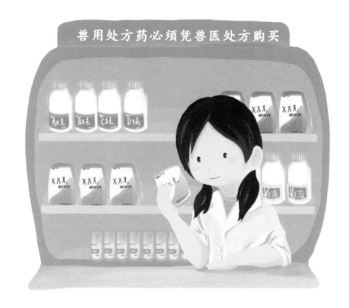

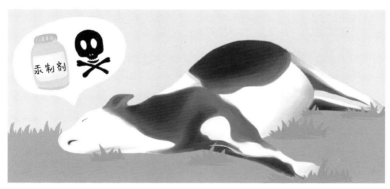

（五）兽药的特点

（1）由于面对的动物种类多、差异性大、生理特性各异，造成兽药品种多、剂型多、用药复杂。

（2）兽药的包装、用药剂量、给药途径与方法，都是根据动物的特征确定的，兽药的包装规格一般比较大，有的可以通过饲料或饮水给药。

（3）一些兽药的使用对象有严格的界限，比如：反刍动物对某些麻醉药比较敏感；牛对汞制剂耐受性很低；草食动物使用抗生素后易引起消化机能失常；呋喃类药物易引起禽类中毒。

（4）兽药的配方、生产工艺、质量检验、用法与用量都是根据动物的特点设计的，不适用于人；如果用于人，可能会造成不良后果。

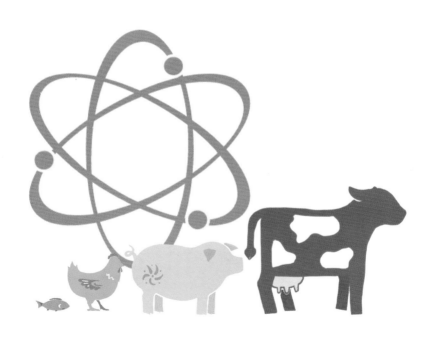

二、 什么是假劣兽药

有下列情形之一的，为假兽药：

（1）以非兽药冒充兽药或者以他种兽药冒充此种兽药的。

（2）兽药所含成分的种类、名称与兽药国家标准不符合的。

按假兽药处理的5种情形：

（1）国务院兽医行政管理部门规定禁止使用的。

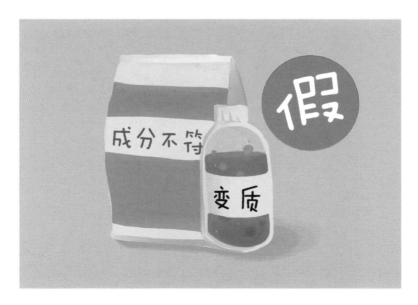

（2）依照本条例规定应当经审查批准而未经审查批准即生产、进口的，或者依照本条例规定应当经抽查检验、审查核对而未经抽查检验、审查核对即销售、进口的。

（3）变质的。

（4）被污染的。

（5）所标明的适应症或者功能主治超出规定范围的。

有下列情形之一的，为劣兽药：

（1）成分含量不符合兽药国家标准或者不标明有效成分的。

（2）不标明或者更改有效期或者超过有效期的。

（3）不标明或者更改产品批号的。

（4）其他不符合兽药国家标准，但不属于假兽药的。

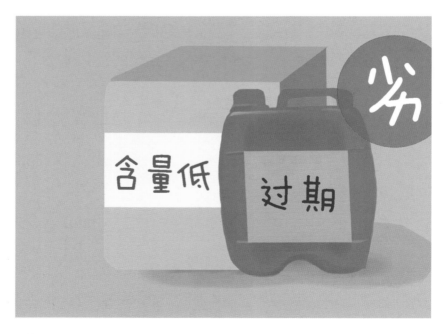

三、 如何识别假劣兽药

1. 从名称上判断 兽药通用名称是国家兽药标准中收载的法定名称。

兽药的商品名，必须经兽药管理部门审核批准，不应有夸大宣传、暗示疗效作用。商品名在标签、说明书、包装上应有®或M标识。商品名不应比通用名显目。

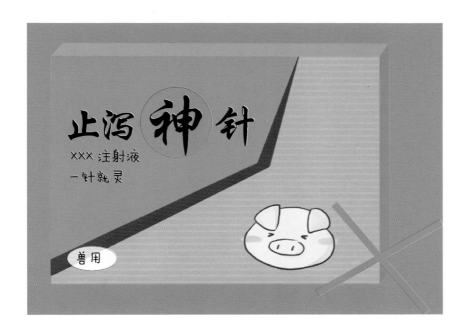

2. 从包装、标签和说明书判断 注意是否有包装。兽药的包装、标签及说明书上必须有兽用标识、兽药名称、主要成分、适应症、作用用途或功能主治、用法用量、含量/包装规格、批准文号或进口兽药登记许可证证号、生产日期、生产批号、有效期、停药期、贮藏、包装数量、生产企业名称、地址等内容。

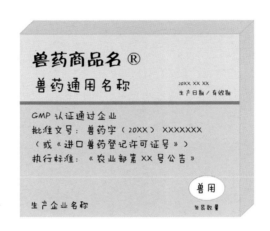

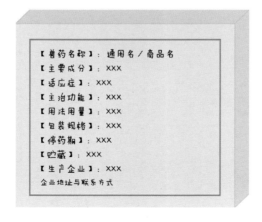

安瓿、西林瓶等注射或内服产品至少标明兽药名称、含量规格、生产批号。

成件的兽药产品应有产品质量合格证，内包装上附有检验合格标识，包装箱内有检验合格证。

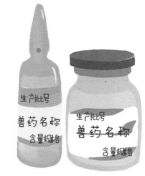

3. 从批准文号识别 每种兽药产品都应印有规范且唯一的产品批准文号，进口兽药必须有登记许可证号。

识别真假兽药

——兽药产品批准文号编码特征解读

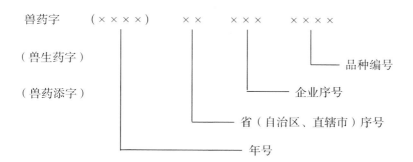

自2016年5月1日起，采用新的兽药产品批准文号格式：

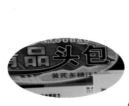

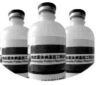

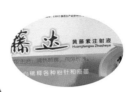

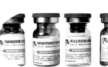

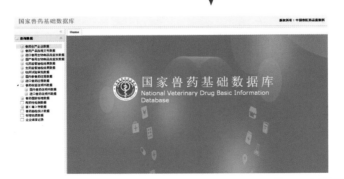

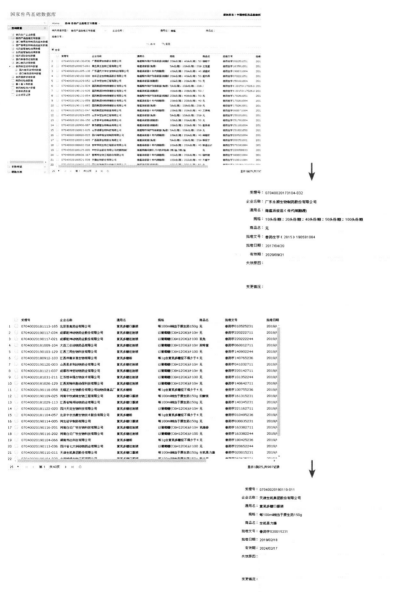

最终辨别产品批准文号以农业农村部核发的兽药产品批准文号审批件为准

兽药类别简称＋企业所在地省（自治区、直辖市）序号＋企业序号＋兽药品种编号。

批准文号编制格式如下：

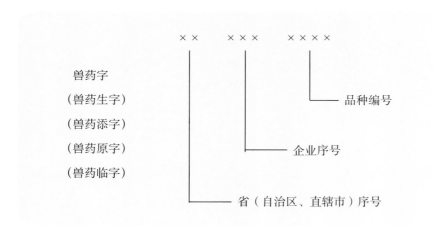

"兽药字"包括中药材、中成药、化学药品、抗生素、生化药品、放射性药品、外用杀虫剂和消毒剂等。

"兽药生字"包括血清制品、疫苗、诊断制品、微生态制品等。

"兽药添字"为药物饲料添加剂（按农业农村部《药物饲料添加剂退出计划（征求意见稿）》，拟决定从2020年7月1日后，农业农村部不再核发"兽药添字"批准文号）。

"兽药原字"为原料药。

"兽药临字"是农业农村部核发的临时兽药产品批准文号。

企业所在地省（自治区、直辖市）序号用2位阿拉伯数字表示，由农业农村部规定并公告；企业序号按省排序，用3位阿拉伯数字表示，由省级人民政府兽医行政管理部门发布；兽药品种编号用4位阿拉伯数字表示，由农业农村部规定并公告。

产品文号可到中国兽药信息网基础数据库查询。

4. 通过二维码进行追溯查询　为实现兽药产品质量安全全程追溯，农业农村部实施兽药产品电子追溯码（二维码）标识，我国生产、进口的所有兽药产品需赋"二维码"上市销售。

可通过"国家兽药综合查询"手机客户端（App）进行查询。

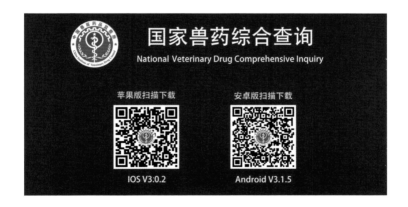

手机扫描"安卓版移动客户端"（需Android 4.0及更高版本）或"苹果版移动客户端"（需IOS 8.2及更高版本）二维码进行下载。安卓手机用户还可通过豌豆荚、百度手机助手、360手机助手、安卓市场等，搜索"国家兽药综合查询"下载；苹果手机用户还可通过在App Store里搜索"国家兽药综合查询"下载。

四、 选择合格放心兽药

（1）在兽医指导下，对症下药选产品；或按处方购买，不可滥用、乱用药品。

（2）向合法的兽药生产企业或兽药经营企业购买兽药。

如向经销商购买，需查看经销店是否有正规手续：经销店是否有"营业执照""兽药经营许可证"；近年来规范的经销店还应有"兽药GSP证书"；是否开具正规的销售发票。

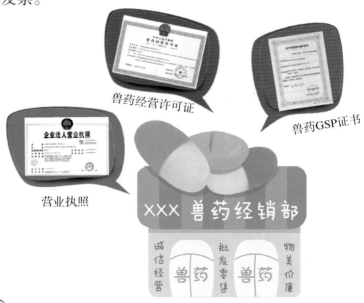

兽药经营许可证

兽药GSP证书

营业执照

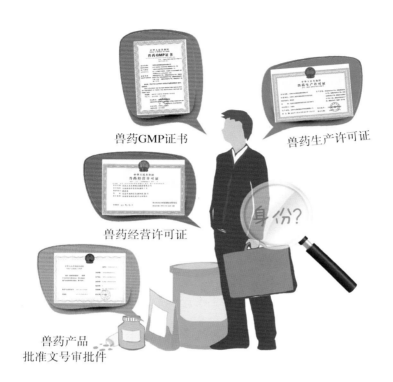

兽药GMP证书

兽药生产许可证

兽药经营许可证

兽药产品
批准文号审批件

　　向销售员索取与该企业及所购产品有关的合法性文件（如兽药生产许可证、兽药经营许可证、兽药GMP证书、兽药产品批准文号审批件等）复印件，并通过上网查询或电话咨询确认其真实性。

　　不要因贪图价格低廉购买合法性文件不齐全的产品，也不要购买和使用销售员的试销产品或试验产品；向企业确认销售员身份。对身份可疑的销售员销售的产品，不要购买；购买产品后，要保存好销售员的联系方式及购物发票等。

（3）选择有兽药生产许可证的正规兽药厂生产的产品；选择兽药GMP兽药厂生产的产品；选择农业农村部畜牧兽医局兽药产品质量通报中合格产品。

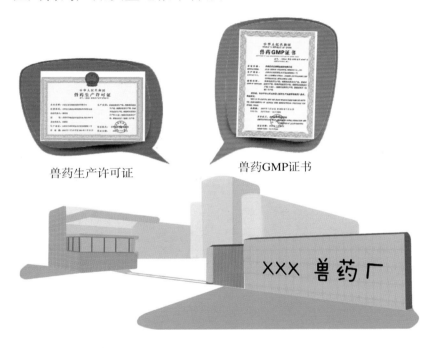

兽药生产许可证　　　　　　兽药GMP证书

（4）选择有效期内的产品。要注意查验兽药标签中的有效期限，兽药的有效期按年月顺序标注，年用四位数表示，月用两位数表示，如："有效期至2005年9月"或有效期至"2005.09"。兽药产品在储藏过程中会发生物理、化学变化，造成药效降低，毒性增高，存在严重的安全隐患，超过有效期限的则不能使用。注意疫苗类产品是否放置在正常运转的冰柜或冰箱等冷藏设备中。

（5）检查外观。注意观察外包装有无破损、变潮、霉变、污染等，有无开封或渗漏；检查是否被污染，变质。选购注射剂时，应选择清亮透明、没有沉淀或混浊的产品；选购片剂应选完整无损、光滑成形的产品。不要购买包装破损、脏乱的产品。

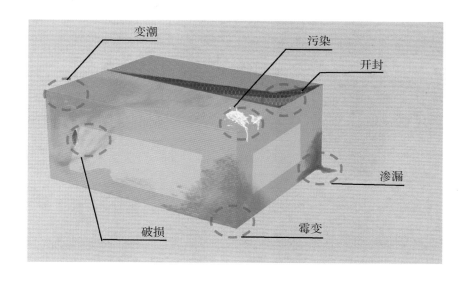

（6）价格对比。不怕不识货，就怕货比货。正规的兽药一般不会超低价销售。

注意比较同一兽药的不同包装、不同规格的实际有效成分及单位有效成分的成本价格，有些含量低的制剂看起来便宜，但按照有效成分计算，则往往比含量高的制剂更贵一些，因为有效成分含量越低，需要加入的赋形剂越多，包装成本增加，则价格实际会更高些。

（7）参照广告选择兽药时，必须选择有省、部审核的广告批准文号产品。

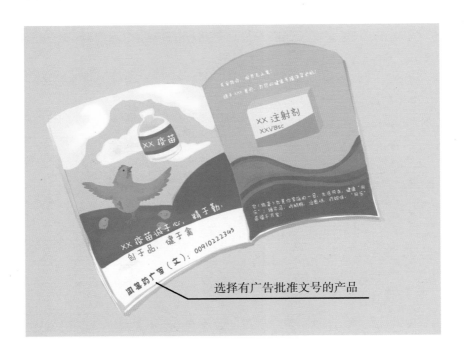

选择有广告批准文号的产品

（8）发现假劣兽药要及时举报。为进一步加大兽药违法案件查处工作力度，农业农村部将各省（自治区、直辖市）兽医行政管理部门兽药违法案件举报单位统一向社会公布，并要求各省（自治区、直辖市）兽医行政管理部门主动接受社会监督，认真受理举报案件，依法查处违法行为，以净化市场，维护合法兽药企业和广大农牧民利益。

发现假劣兽药后，可以到上述部门举报，也可以到所在地市、县兽医行政管理部门举报。

　　兽药质量问题，要及时送样到省级以上兽药监察所进行检验，直至中国兽医药品监察所进行检验。

　　在防疫中出现畜禽死亡事故应及时停止用药，向兽医行政管理部门反映，并尽快通知厂方查明原因。因用药发生事故还应追究经济赔偿，直至法律责任。

农业农村部畜牧兽医局举报电话

010-59192829
010-59191652 （**传真**）

五、 兽药的贮藏

贮藏条件基本术语：

遮光：系指用不透明的容器包装，如棕色瓶或黑色纸包裹的无色透明、半透明容器。

密闭：系指将容器密闭，以防止尘土及异物进入。

密封：系指将容器密封，以防止风化、吸潮、挥发或者异物进入。

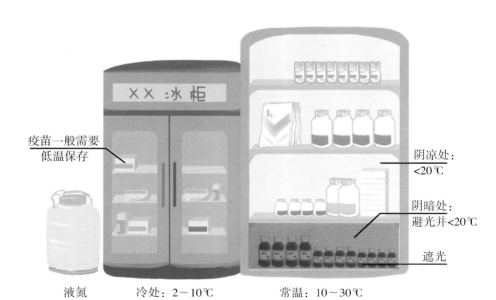

疫苗一般需要低温保存

阴凉处：<20℃

阴暗处：避光并<20℃

遮光

液氮　　　　冷处：2～10℃　　　　常温：10～30℃

阴凉处：系指不超过20℃。

阴暗处：系指避光并不超过20℃。

冷处：系指2～10℃。

常温：系指10～30℃。

疫苗一般需要低温保存，有的还需冻干或液氮保存。凡要求2～8℃贮存的灭活疫苗、诊断液及血清等，宜在同样温度下运送，严冬季节须采取防冻措施。所有运输过程，必须严防日光暴晒，炎夏季节应采用降温设备。凡须低温贮存的活疫苗，应按照制品要求的温度进行贮藏和运输，包装符合要求。

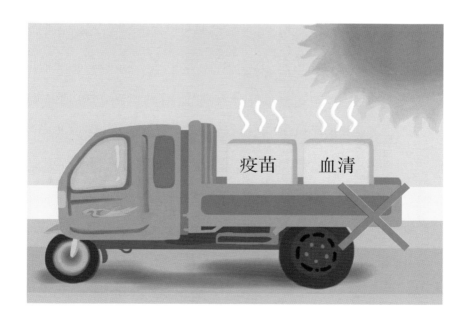

六、 科学合理使用兽药

使用兽药，应当遵守国务院兽医行政管理部门制定的兽药安全使用规定，并建立用药记录。

（一）不能使用农业农村部划定的禁药

不能使用假、劣兽药：

不能使用农业农村部（原农业部）发布的"食品动物禁用的兽药及其他化合物"（见附录2002年4月9日 中华人民共和国农业部公告第193号）。

不能在饲料和动物饮用水中添加激素类药品和农业农

克伦特罗、己烯雌酚及其盐、玉米赤霉醇、去甲雄三烯醇酮、氯霉素、氨苯砜呋喃唑酮、呋喃苯烯酸钠、硝基咪唑酮、林丹（丙体六六六）、毒杀芬、二烯、呋喃丹（克百威、杀虫脒、克死螨）、双甲脒、酒石酸锑钾、孔雀石绿、五氯酚酸钠、氯化亚汞、甲基睾丸酮、氯丙嗪、地西泮（安定）、甲硝唑

村部规定的其他禁用药品。

在食品动物中停止使用洛美沙星、培氟沙星、氧氟沙星、诺氟沙星（2015年9月1日中华人民共和国农业部公告第2292号）。

出口企业还要注意不能使用部分国家及地区明令禁用或重点监控的兽药及其他化合物（2003年4月10日中华人民共和国农业部公告第265号）。

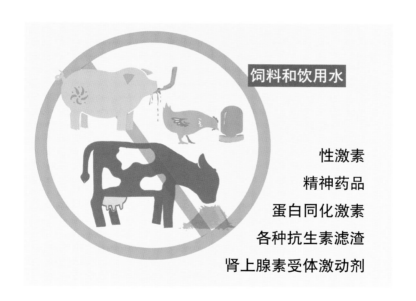

（二）不能滥用兽药

滥用兽药极易造成动物源食品中有害物质残留，长期使用和滥用抗生素极容易导致细菌产生耐药性，会降低动物机体的免疫力，并造成畜禽产品中兽药残留，不仅对人体健康造成直接危害，而且对畜牧业的发展和生态环境也造成极大危害。

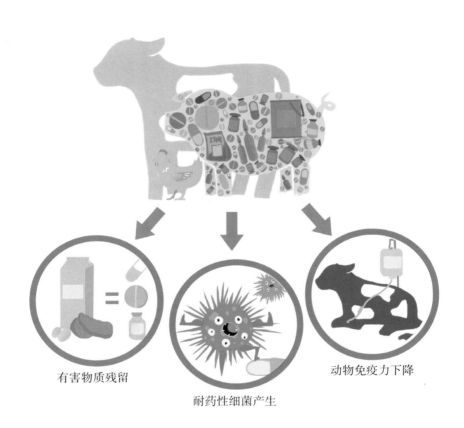

有害物质残留

耐药性细菌产生

动物免疫力下降

 （三）要严格执行休药期规定

执行休药期规定，是为了避免出现蓄积或存留于畜禽机体或产品（如鸡蛋、奶品、肉品等）中的兽药或代谢产物，以及与兽药有关的杂质残留，为了保障畜产品的安全与销售。

有休药期规定的兽药用于食用动物时，饲养者应当向购买者或者屠宰者提供准确、真实的用药记录；购买者或者屠宰者应当确保动物及其产品在用药期、休药期内不被用于食品消费。

 ## （四）规范使用饲料添加剂

2019年3月，农业农村部发布《药物饲料添加剂退出计划（征求意见稿）》，决定自2020年1月1日起，实施除中药外的所有促生长类药物饲料添加剂品种药物饲料添加剂退出计划。

饲料生产企业停止生产含有促生长类药物饲料添加剂的商品饲料。

对既有促生长又有防治用途的品种，修订产品质量标准，删除促生长用途，仅保留防治用途。

改变抗球虫和中药类药物饲料添加剂管理方式，不再核发"兽药添字"批准文号，改为"兽药字"批准文号，可在商品饲料和养殖过程中使用。

2020年7月1日前，完成相应兽药产品"兽药添字"转为"兽药字"批准文号变更工作。

 ## （五）科学使用消毒剂

消毒剂宜选择抗菌谱广、杀菌力强、作用迅速、消毒持续时间长、效力受环境影响力小、刺激性和腐蚀性较小、对人畜安全、价廉易得的消毒剂品种。

用于畜禽厩舍、粪池、污染场地、水源、屠宰场等以及运输工具、器械等消毒的消毒剂，通常可使用季铵盐类、酚类消毒剂、醛类消毒剂、卤素类消毒剂（如含氯石灰、复合亚氯酸钠、溴氯海因、三氯异氰尿酸、二氯异氰尿酸钠等）。

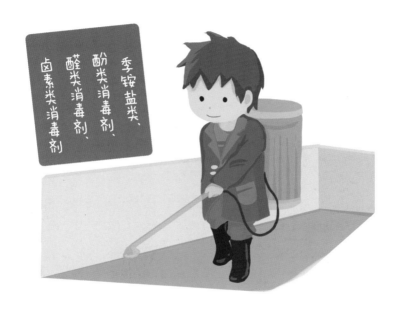

用于皮肤消毒时可使用苯扎溴铵、度米芬、乙醇、碘酊、氯己定、氯胺T、聚维酮碘、过氧化氢溶液等。

不论选用何种用途的消毒剂，选用时应仔细阅读产品标签或说明书。

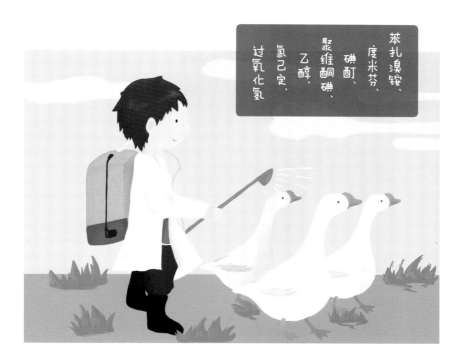

苯扎溴铵、度米芬、碘酊、聚维酮碘、乙醇、氯己定、过氧化氢

附 录　我国禁用和限用的兽药及化合物

食品动物禁用的兽药及其他化合物清单

（2002年4月9日　中华人民共和国农业部公告第193号）

序号	兽药及其他化合物名称	禁止用途	禁用动物
1	β-兴奋剂类： 克仑特罗（Clenbuterol）、沙丁胺醇（Salbutamol）、西马特罗（Cimaterol）及其盐、酯及制剂	所有用途	所有食品动物
2	性激素类： 己烯雌酚（Diethylstilbestrol）及其盐、酯及制剂	所有用途	所有食品动物
3	具有雌激素样作用的物质： 玉米赤霉醇（Zeranol）、去甲雄三烯醇酮（Trenbolone）、醋酸甲孕酮（Mengestrol），Acetate及制剂	所有用途	所有食品动物
4	氯霉素（Chloramphenicol）、及其盐、酯[（包括：琥珀氯霉素Chloramphenicol Succinate）]及制剂	所有用途	所有食品动物
5	氨苯砜（Dapsone）及制剂	所有用途	所有食品动物
6	硝基呋喃类： 呋喃唑酮（Furazolidone）、呋喃它酮（Furaltadone）、呋喃苯烯酸钠（Nifurstyrenate sodium）及制剂	所有用途	所有食品动物

（续）

序号	兽药及其他化合物名称	禁止用途	禁用动物
7	硝基化合物： 硝基酚钠（Sodium nitrophenolate）、硝呋烯腙（Nitrovin）及制剂	所有用途	所有食品动物
8	催眠、镇静类： 安眠酮（Methaqualone）及制剂	所有用途	所有食品动物
9	林丹（丙体六六六）（Lindane）	杀虫剂	所有食品动物
10	毒杀芬（氯化烯）（Camahechlor）	杀虫剂、清塘剂	所有食品动物
11	呋喃丹（克百威）（Carbofuran）	杀虫剂	所有食品动物
12	杀虫脒（克死螨）（Chlordimeform）	杀虫剂	所有食品动物
13	双甲脒（Amitraz）	杀虫剂	水生食品动物
14	酒石酸锑钾（Antimonypotassiumtartrate）	杀虫剂	所有食品动物
15	锥虫胂胺（Tryparsamide）	杀虫剂	所有食品动物
16	孔雀石绿（Malachitegreen）	抗菌剂、杀虫剂	所有食品动物
17	五氯酚酸钠（Pentachlorophenolsodium）	杀螺剂	所有食品动物

（续）

序号	兽药及其他化合物名称	禁止用途	禁用动物
18	各种汞制剂包括： 氯化亚汞（甘汞）（Calomel），硝酸亚汞（Mercurous nitrate）、醋酸汞（Mercurous acetate）、吡啶基醋酸汞（Pyridyl mercurous acetate）	杀虫剂	所有食品动物
19	性激素类： 甲基睾丸酮（Methyltestosterone）、丙酸睾酮（Testosterone Propionate）、苯丙酸诺龙（Nandrolone）、（Phenylpropionate）、苯甲酸雌二醇（Estradiol Benzoate）及其盐、酯及制剂	促生长	所有食品动物
20	催眠、镇静类： 氯丙嗪（Chlorpromazine）、地西泮（安定）（Diazepam）及其盐、酯及制剂	促生长	所有食品动物
21	硝基咪唑类： 甲硝唑（Metronidazole）、地美硝唑（Dimetronidazole）及其盐、酯及制剂	促生长	所有食品动物

注：食品动物是指各种供人食用或其产品供人食用的动物。

禁止在饲料和动物饮用水中
使用的药物品种目录

（2002年2月9日　中华人民共和国农业部　卫生部
国家药品监督管理局公告第176号）

 ## （一）肾上腺素受体激动剂

1.盐酸克仑特罗（Clenbuterol Hydrochloride）：中华人民共和国药典（以下简称药典）2000年二部P605。β-2肾上腺素受体激动药。

2.沙丁胺醇（Salbutamol）：药典2000年二部P316。β2肾上腺素受体激动药。

3.硫酸沙丁胺醇（Salbutamol Sulfate）：药典2000年二部P870。β-2肾上腺素受体激动药。

4.莱克多巴胺（Ractopamine）：一种β-兴奋剂，美国食品和药物管理局（FDA）已批准，中国未批准。

5.盐酸多巴胺（Dopamine Hydrochloride）：药典2000年二部P591。多巴胺受体激动药。

6.西马特罗（Cimaterol）：美国氰胺公司开发的产品，一种β-兴奋剂，FDA未批准。

7.硫酸特布他林（Terbutaline Sulfate）：药典2000年二部P890。β-2肾上腺素受体激动药。

（二）性激素

8.己烯雌酚（Diethylstibestrol）：药典2000年二部P42。雌激素类药。

9.雌二醇（Estradiol）：药典2000年二部P1005。雌激素类药。

10.戊酸雌二醇（Estradiol Valerate）：药典2000年二部P124。雌激素类药。

11.苯甲酸雌二醇（Estradiol Benzoate）：药典2000年二部P369。雌激素类药。中华人民共和国兽药典（以下简称兽药典）2000年版一部P109。雌激素类药。用于发情不明显动物的催情及胎衣滞留、死胎的排除。

12.氯烯雌醚（Chlorotrianisene）：药典2000年二部P919。

13.炔诺醇（Ethinylestradiol）：药典2000年二部P422。

14.炔诺醚（Quinestrol）：药典2000年二部P424。

15.醋酸氯地孕酮（Chlormadinone acetate）：药典2000年二部P1037。

16.左炔诺孕酮(Levonorgestrel)：药典2000年二部P107。

17.炔诺酮（Norethisterone）：药典2000年二部P420。

18.绒毛膜促性腺激素(绒促性素)（Chorionic Gonadotrophin）：药典2000年二部P534。促性腺激素药。兽药典2000年版一部P146。激素类药。用于性功能障碍、习惯性流产及卵巢囊肿等。

19.促卵泡生长激素（尿促性素主要含卵泡刺激FSHT

和黄体生成素LH）（Menotropins）：药典2000年二部P321。促性腺激素类药。

 ## （三）蛋白同化激素

20.碘化酪蛋白（Iodinated Casein）：蛋白同化激素类，为甲状腺素的前驱物质，具有类似甲状腺素的生理作用。

21.苯丙酸诺龙及苯丙酸诺龙注射液（Nandrolone Phenylpropionate）：药典2000年二部P365。

 ## （四）精神药品

22.（盐酸）氯丙嗪（Chlorpromazine Hydrochloride）：药典2000年二部P676。抗精神病药。兽药典2000年版一部P177。镇静药。用于强化麻醉以及使动物安静等。

23.盐酸异丙嗪（Promethazine Hydrochloride）：药典2000年二部P602。抗组胺药。兽药典2000年版一部P164。抗组胺药。用于变态反应性疾病，如荨麻疹、血清病等。

24.安定（地西泮）（Diazepam）：药典2000年二部P214。抗焦虑药、抗惊厥药。兽药典2000年版一部P61。镇静药、抗惊厥药。

25.苯巴比妥（Phenobarbital）：药典2000年二部P362。镇静催眠药、抗惊厥药。兽药典2000年版一部P103。巴比妥类药。缓解脑炎、破伤风、士的宁中毒所致的惊厥。

26.苯巴比妥钠（Phenobarbital Sodium）：兽药典2000年版一部P105。巴比妥类药。缓解脑炎、破伤风、士的宁中毒所致的惊厥。

27.巴比妥（Barbital）：兽药典2000年版一部P27。中枢抑制和增强解热镇痛。

28.异戊巴比妥（Amobarbital）：药典2000年二部P252。催眠药、抗惊厥药。

29.异戊巴比妥钠（Amobarbital Sodium）：兽药典2000年版一部P82。巴比妥类药。用于小动物的镇静、抗惊厥和麻醉。

30.利血平（Reserpine）：药典2000年二部P304。抗高血压药。

31.艾司唑仑（Estazolam）。

32.甲丙氨脂（Meprobamate）。

33.咪达唑仑（Midazolam）。

34.硝西泮（Nitrazepam）。

35.奥沙西泮（Oxazepam）。

36.匹莫林（Pemoline）。

37.三唑仑（Triazolam）。

38.唑吡旦（Zolpidem）。

39.其他国家管制的精神药品。

 （五）各种抗生素滤渣

40. 抗生素滤渣：该类物质是抗生素类产品生产过程中产生的工业三废，因含有微量抗生素成分，在饲料和饲养过程中使用后对动物有一定的促生长作用。但对养殖业的危害很大，一是容易引起耐药性，二是由于未做安全性试验，存在各种安全隐患。

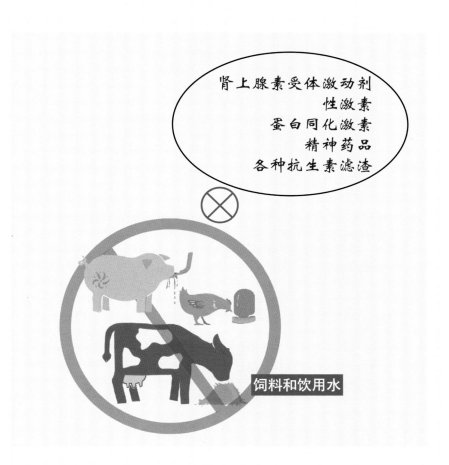

禁止在饲料和动物饮水中使用的物质

（2010年12月27日 中华人民共和国农业部
公告第1519号）

为加强饲料及养殖环节质量安全监管，保障饲料及畜产品质量安全，根据《饲料和饲料添加剂管理条例》有关规定，禁止在饲料和动物饮水中使用苯乙醇胺A等物质（见附件）。各级畜牧饲料管理部门要加强日常监管和监督检测，严肃查处在饲料生产、经营、使用和动物饮水中违禁添加苯乙醇胺A等物质的违法行为。特此公告。

1.苯乙醇胺A（Phenylethanolamine A）：β-肾上腺素受体激动剂。

2.班布特罗（Bambuterol）：β-肾上腺素受体激动剂。

3.盐酸齐帕特罗（Zilpaterol Hydrochloride）：β-肾上腺素受体激动剂。

4.盐酸氯丙那林（Clorprenaline Hydrochloride）：药典2010版二部P783。β-肾上腺素受体激动剂。

5.马布特罗（Mabuterol）：β-肾上腺素受体激动剂。

6.西布特罗（Cimbuterol）：β-肾上腺素受体激动剂。

7.溴布特罗（Brombuterol）：β-肾上腺素受体激动剂。

8.酒石酸阿福特罗（Arformoterol Tartrate）：长效型β-肾上腺素受体激动剂。

9.富马酸福莫特罗（Formoterol Fumatrate）：长效型β-肾上腺素受体激动剂。

10.盐酸可乐定（Clonidine Hydrochloride）：药典2010版二部P645。抗高血压药。

11.盐酸赛庚啶（Cyproheptadine Hydrochloride）：药典2010版二部P803。抗组胺药。

禁止非泼罗尼及相关制剂用于食品动物
（中华人民共和国农业部公告　第2583号）

为保证动物源性食品安全，维护人民身体健康，根据《兽药管理条例》规定，禁止非泼罗尼及相关制剂用于食品动物。

特此公告。

农业部

2017年9月15日

图书在版编目（CIP）数据

兽药真伪识别和安全使用手册/中国兽医药品监察所编.—2版.—北京：中国农业出版社，2019.5（2020.12重印）

ISBN 978-7-109-25461-9

Ⅰ.①兽… Ⅱ.①中… Ⅲ.①兽用药—鉴定—手册②兽用药—用药法—手册 Ⅳ.①R859.79-62

中国版本图书馆CIP数据核字（2019）第076573号

中国农业出版社出版

（北京市朝阳区麦子店街18号楼）

（邮政编码 100125）

责任编辑 王琦瑢

中农印务有限公司印刷 新华书店北京发行所发行

2019年5月第2版 2020年12月北京第2次印刷

开本：880mm×1230mm 1/32 印张：1.5

字数：30千字

定价：15.00元

（凡本版图书出现印刷、装订错误，请向出版社发行部调换）